AF315183

DE L'ALLIANCE

DE LA MÉDECINE

AVEC

LES SCIENCES, LES LETTRES ET LES ARTS.

DISCOURS DE RÉCEPTION

A LA SOCIÉTÉ ROYALE DES SCIENCES, LETTRES ET ARTS
DE NANCY,

PAR M. LE DOCTEUR ROLLET,

MÉDECIN EN CHEF DE L'HÔPITAL MILITAIRE DE NANCY.

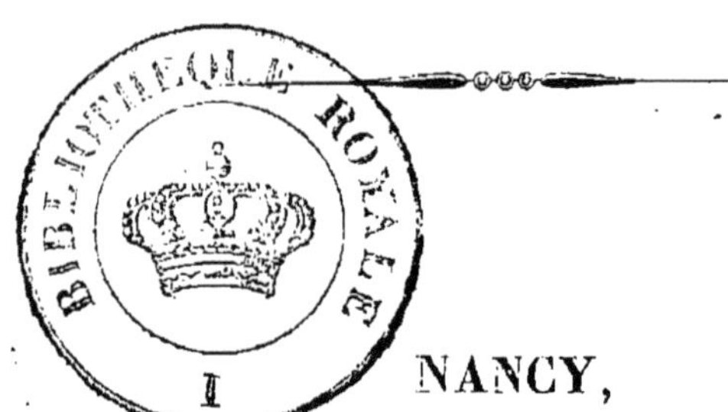

NANCY,

IMPRIMERIE ET LIBRAIRIE DE GRIMBLOT ET RAYBOIS,
PLACE STANISLAS, 7, ET RUE SAINT-DIZIER, 127.

—

1840.

DE L'ALLIANCE

DE LA MÉDECINE

AVEC LES SCIENCES, LES LETTRES ET LES ARTS.

⚊⚊⚊◦⚊⚊⚊

MESSIEURS,

Traiter devant vous de l'alliance de la Médecine avec les Sciences, les Lettres et les Arts, c'est, en quelque sorte, vous entretenir des rapports qui vont désormais exister entre nous. En choisissant un sujet si vaste pour le discours que, d'après votre Règlement, je dois prononcer en séance publique, j'ai moins consulté le sentiment de mes forces, que le désir de trouver une occasion de rappeler par combien d'avantages se trouve justifiée toute la reconnaissance que m'inspire l'honneur que vous m'avez fait en m'appelant au milieu de vous ; honneur auquel j'attache d'autant plus de prix que je le dois plus encore à un sentiment de bienveillance, qu'aux faibles travaux dont votre indulgence a bien voulu rehausser le mérite.

Si la Médecine a eu, dans tous les temps, une si haute

importance, c'est qu'elle s'appuie, dans la nature, sur deux bases également solides : l'instinct de conservation et le sentiment de la douleur, tellement vif chez l'homme, que celui du plaisir ne le compense presque jamais.

La Médecine se propose donc un double but, celui de conserver la santé, et de la rétablir lorsqu'elle est altérée. C'est pour atteindre ce double but que, dès les temps les plus reculés, elle s'est alliée avec toutes les connaissances humaines, dont elle a plus d'une fois hâté le progrès. Confondues à leur origine, ces connaissances sont, aujourd'hui, cultivées séparément ; mais elle n'en conservent pas moins ce premier lien de parenté qui les oblige à se prêter un mutuel secours. Examinons d'abord ce que la Médecine emprunte aux Sciences :

Tous les corps que nous observons dans la nature exercent sur l'homme des influences que la Médecine ne peut se dispenser d'étudier.

Pour ne parler maintenant que des corps impondérables et des corps inorganiques, comment la Médecine pourrait-elle expliquer leur action sur l'homme en santé, ou se les approprier pour les appliquer à l'homme malade, si, préalablement, elle n'avait étudié ces corps, soit isolément, soit dans leur ensemble ; si elle ne connaissait toutes leurs propriétés générales ou secondaires, l'action qu'ils exercent réciproquement les uns sur les autres, les changements d'état ou les composés nouveaux qui en sont le résultat, et les développements de force occasionnés par ces réactions, développements de force quelquefois si considérables, qu'ils produisent tous ces grands phénomènes qui ravagent ou bouleversent des portions plus ou moins étendues de la surface ou des profondeurs du globe ?

La Géologie nous apprend quelle est la situation relative de chacun de ces corps dans l'ensemble de notre planète. La Physique et la Chimie peuvent seules nous faire connaître leurs propriétés et nous expliquer les causes des changements d'état, des combinaisons et des phénomènes dont je viens de parler ; mais, pour déterminer leurs formes, s'ils en ont une appréciable, pour mesurer leur étendue et calculer les effets produits par leurs réactions, nous sommes obligés d'avoir recours aux Sciences mathématiques.

Si, de l'étude des corps inorganiques, nous passons à celle des corps organisés, l'état d'inertie n'existe plus ; les solides constituent des tissus, des organes, des appareils ; des liquides circulent au milieu de ces organes et de ces appareils ; des fonctions s'exécutent ; ce sont enfin des corps vivants que nous allons observer.

L'organisation des végétaux est peu compliquée; attachés au sol, leur vie s'entretient au moyen d'actions, de réactions et d'échanges continuels entre ces corps organisés et les corps inorganiques répandus dans l'atmosphère ou à la surface de la terre.

Chez les animaux, en partant de la classe la plus inférieure et en remontant jusqu'à la plus élevée, vous voyez l'organisation se compliquer de plus en plus, et les fonctions se multiplier en raison de la multiplicité des instruments de la vie.

Les animaux, devant se transporter d'un lieu dans un autre, sont doués d'appareils de locomotion ; destinés à pourvoir directement à leur conservation, la nature les a dotés d'appareils sensitifs d'autant plus nombreux et d'autant plus parfaits que leurs besoins sont plus grands.

Enfin, chez l'homme, non-seulement l'organisation est arrivée à son plus haut degré de perfection, les fonctions sont plus multipliées ; mais, comme marque distinctive de l'empire qu'il doit exercer sur la terre, à lui seul est confié le sceptre de l'intelligence.

Comme nous venons de le voir pour les végétaux, la vie s'entretient chez les animaux au moyen d'actions, de réactions et d'échanges ; mais, de même qu'ils nous ont offert une organisation plus compliquée et des fonctions plus nombreuses, de même leurs rapports avec les corps extérieurs prennent une extension plus considérable ; ce ne sont plus seulement les corps inorganiques qui concourent à l'entretien de la vie ou à l'accroissement de ces animaux, ce sont aussi les corps organiques des deux règnes.

Dans cette manière large et philosophique d'étudier les corps organisés, la Médecine ne trouve pas seulement l'avantage de les mieux connaître, de pouvoir distinguer ceux qui sont utiles ou funestes à l'homme, ceux qui peuvent concourir à son alimentation ou au soulagement de ses maux, soit par leur ensemble, soit par quelques-unes de leurs parties, soit par leurs produits; elle y trouve encore des analogies d'organisation et de fonctions qui lui font connaître, d'une manière plus complète, l'organisation et les fonctions organiques de l'homme.

C'est ainsi que l'Anatomie et la Physiologie générales jettent le plus grand jour sur l'Anatomie et la Physiologie de l'homme; c'est ainsi que la Botanique et la Zoologie viennent se rattacher à la Médecine.

Vous avez déjà pressenti, Messieurs, qu'il est impossible d'étudier les organes, d'expliquer le mécanisme de leurs fonctions, d'apprécier la nature des solides et des liquides qui constituent l'ensemble des corps vivants sans le secours de la Physique et de la Chimie, qui, comme vous le savez aussi, rendent bien d'autres services à la Médecine.

L'étude de la vie, en elle-même, ne suffit pas encore pour avoir une idée complète de l'existence des êtres organisés; la Médecine doit encore étudier toutes les conditions au moyen desquelles cette existence s'entretient.

Sous telle zône, par exemple, vous ne trouvez que des mousses et des lichens; eh bien! là où vous voyez la végétation misérable, les animaux sont chétifs et rares; l'homme ne peut y acquérir, non plus, son entier développement.

Sous les zônes plus heureusement situées, au contraire, plus la végétation est abondante et vigoureuse, plus les animaux sont nombreux et robustes ; l'homme s'y trouve également dans des conditions plus favorables.

Dans quelques contrées rapprochées de l'équateur, tantôt vous trouvez une végétation admirable par sa vigueur, par le nombre et la variété des espèces; tantôt vous y rencontrez une immense quantité de terres désertes. Dans ces contrées, les animaux sont timides ou féroces, fauves ou parés des plus belles couleurs. Tantôt le ciel est calme et pur, tantôt il est sillonné par la foudre ; des nuages sombres viennent l'obscurcir, et des torrents ravagent le sol. C'est aussi là que vous trouvez des hommes doués du plus grand génie, cherchant à faire marcher la civilisation, ou des hommes ignorants et livrés à toutes les horreurs de la barbarie. Là, l'humanité est agitée par toutes les passions, ou bien elle est accablée sous le poids de la mollesse; c'est le pays des contrastes !

Il est à remarquer aussi que l'aspect des végétaux, la constitution et les mœurs des animaux, comme celles de l'homme, se ressentent toujours plus ou moins, non-seulement des climats, mais encore des hauteurs qu'ils habitent.

De même que certaines plantes d'une zône ne peuvent s'acclimater dans une autre, et que certains animaux ne peuvent plus vivre, si on les transporte loin du climat qui les a vus naître, de même l'homme qui s'éloigne trop de sa patrie voit se modifier toutes les conditions de son existence.

Les saisons n'ont pas moins que les climats une influence marquée sur tous les corps organisés.

A quoi tiennent toutes ces influences, si ce n'est à l'action des corps célestes, à la situation relative des différentes contrées de la terre par rapport au soleil, et à la direction plus ou moins perpendiculaire des rayons de cet astre?

Déjà, Messieurs, vous pouvez entrevoir les liens qui rattachent la Médecine aux Sciences naturelles, aux Sciences mathématiques, à la Géographie physique et à la Cosmographie. Mais nous n'avons encore étudié l'homme que dans ses rapports physiques avec le reste de la nature; nous devons maintenant examiner les alliances que la Médecine a contractées avec les sciences qui pénètrent plus spécialement dans les régions intellectuelles.

Si, par un artifice de la pensée, vous vous reportez à l'origine du monde, vous verrez l'homme, sans cesse environné d'agents destructeurs, chercher à se préserver de leurs influences funestes. Ne pouvant échapper à la douleur, il appellera à son secours, pour l'apaiser ou l'éloigner complétement, non seulement tous les moyens qu'il aura découverts; mais encore tous ceux dont ses semblables seront en possession. Si, malgré tous les soins dont on l'aura environné, cette douleur persiste, elle va lui arracher une plainte; et à qui l'adressera-t-il cette plainte, alors que les secours de ses semblables sont impuissants ? A qui l'adressera-t-il, dis-je, si ce n'est à un être supérieur à l'homme ?

Si la contemplation des objets et des phénomènes que la nature a offerts à ses regards n'a pu lui faire pressentir l'existence d'un législateur universel, la douleur va lui inspirer la première idée de la divinité. De là l'origine commune de la Médecine et de la Théologie non révélée. Et n'allez pas m'accuser de présomption , Messieurs , si je donne à la Médecine et à la première idée de la Divinité une origine commune ; de nos jours encore, la Divinité et la Médecine n'ont-elles pas cela de commun qu'on les oublie souvent au milieu du bonheur et de la santé ? Mais , vienne la douleur.... on s'en souvient alors, et on les appelle toutes les deux à son secours, avec d'autant plus de confiance qu'on sait que ni l'une ni l'autre n'ont jamais failli aux malheureux, pas même aux ingrats !

A quelque distance que vous puissiez remonter dans l'histoire, et jusqu'à une époque assez avancée, vous pourrez observer que le Sacerdoce et la Médecine ont été exercés par les mêmes hommes qui, sous les noms de prêtres, de philosophes, etc., rendaient aussi la justice ; ce qui prouve que les Sciences théologiques, la Médecine, la Philosophie et la Politique ont eu, dans tous les temps, les rapports les plus intimes.

Toutes les religions empruntent encore aujourd'hui, dans une foule de circonstances, les lumières de la Médecine, de même que celle-ci réclame de la religion les consolations que, seule, elle serait impuissante à donner aux malades.

Il est un genre d'étude auquel la Théologie et la Médecine se livrent également, chacune dans un but différent, je veux parler de la Psychologie. L'étude de cette science se lie à la Médecine d'une manière d'autant plus étroite qu'il est impossible de bien connaître l'homme immatériel, sans avoir préalablement étudié sa constitution organique. Le moral influe si visiblement sur le physique, et réciproquement, que, dans des circonstances données, c'est à bien saisir ces influences que consiste toute la Médecine.

C'est de la connaissance des secrètes impressions de l'âme et des rapports qu'elles ont avec leur manifestation au dehors que naît, chez le médecin, cette pénétration si nécessaire pour découvrir la cause de certaines maladies, causes qu'on lui cache souvent avec obstination, et pour appliquer à ces maladies le seul remède convenable.

Si l'histoire nous montre Erasistrate sauvant Antiochus en devinant son amour et en lui faisant obtenir celle qui en était l'objet ; dans combien de circonstances les médecins de notre époque ne pénètrent-ils pas aussi les secrètes pensées de ceux qu'un revers de fortune, un malheur domestique, un remords, vont conduire au suicide, ou de ceux qu'une ambition déçue, une passion non satisfaite, entraînent lentement au tombeau ? Les arracher à une mort certaine, en faisant renaître chez eux l'espérance, en leur montrant la vertu qui doit fortifier leur courage, en leur procurant, s'il se peut, les moyens d'adoucir leurs maux, n'est-ce pas une des plus belles prérogatives de celui qui exerce l'Art de guérir ?

Est-il, je vous le demande, Messieurs, une science à laquelle l'Art d'enchaîner les pensées soit plus nécessaire qu'à la Médecine, science si compliquée et où il est si difficile de saisir la vérité ?... La Médecine n'est-elle pas exclusivement une science d'observation et de raisonne-ment ? La vie et la mort ne dépendent-elles pas de la sagacité et de la rectitude de jugement du médecin ? Et, si celui-ci ne s'est habitué de bonne heure à observer avec méthode, si ses observations ne sont pas liées entre-elles par une Logique sévère, ne va-t-il pas compromettre l'existence de ses semblables et livrer son âme à des remords éternels ?

Mais le raisonnement est une qualité qui ne s'acquiert pas toujours ; il est en toutes choses, en Médecine comme dans les Sciences et dans les Arts, un certain tact que ne donnent ni l'étude, ni le travail, ni l'obser-vation. Ce tact, c'est le génie !...

Permettez-moi de vous rappeler, à cette occasion, ce que disait le docteur Coste, au sein de cette Académie, dans une circonstance absolument semblable à celle dans laquelle je me trouve : « Cet esprit médical, » disait-il, ce génie propre à l'exercice de notre Art, » n'est que l'apanage d'une tête bien organisée. Le

» dirais-je, Messieurs, s'écriait-il, il est peut-être moins
» le fruit de l'étude qu'il n'est l'effet d'une heureuse
» disposition que donne la nature.

» Il est, continue le même auteur, une philosophie
» propre à chaque état; on la reconnaît, je crois, à une
» certaine manière de voir en grand ; c'est l'intelligence
» humaine portée au plus haut degré de perfection dont
» elle est susceptible; c'est elle qui, diversement mo-
» difiée, fait les poëtes, les généraux d'armée, les grands
» politiques ; c'est elle qui fait les grands médecins (1). »

La Morale n'est pas moins que la Logique un des
apanages de la Médecine. On lisait sur le frontispice
du temple d'Epidaure : « L'entrée de ces lieux n'est per-
mise qu'aux âmes pures. » Pour mériter la confiance,
le médecin doit d'abord inspirer l'estime; ses mœurs
doivent être à l'abri, même du soupçon ; autrement
quel époux lui confierait son épouse? quelle mère lui
confierait sa fille?

Admis au foyer des familles, de combien de secrets
ne le rend-on pas dépositaire? Rien n'est expansif
comme la douleur! C'est au milieu de ses souffrances
que l'homme, faisant un retour sur lui-même et recon-
naissant la véritable cause de son mal, laisse tomber,

______

(1) *Du genre de* **Philosophie** *propre à l'étude et à la pratique
de la Médecine;* discours de réception prononcé à la séance publique de l'Académie de Nancy, le 25 août 1774, par Coste, médecin en chef de l'hôpital militaire de la même ville. (Imprimé
à Nancy en 1775.)

devant le médecin, le masque qui cachait ses vices
à tous les yeux.

« Combien de fois, dit M. Cruveilhier, le médecin n'a-
t-il pas prévenu le crime affreux qui donne la mort
pour cacher la faute qui donne la vie? »

Soustraire à la mort toutes les victimes qu'il peut
lui ravir en ramenant l'homme à la santé par des préceptes de morale, c'est un devoir impérieux pour le
médecin; mais il en est encore un plus sacré pour lui :
c'est celui de respecter les secrets qu'il pénètre ou qu'on
lui confie.

Le désintéressement est une des qualités qui rehausse
le plus la profession du médecin : honte à celui qui,
à la faveur de la noble mission qu'il est appelé à remplir, tenterait de satisfaire sa cupidité !

La Morale est peut-être plus nécessaire encore aux
médecins qu'aux ministres de la religion : c'est le pen-
chant ou la foi qui entraîne vers ceux-ci, c'est la nécessité qui conduit vers ceux-là; et plus la nécessité
exerce d'empire sur ceux qui viennent à nous, plus
nous leur devons nos respects et notre protection; plus
nous devons aussi nous soustraire, même à ce que leur
reconnaissance aurait d'exagéré.

Le vice n'engendre pas seul des maux; l'exagération
de la vertu en entraîne quelquefois après elle; et n'est-
ce pas encore un noble devoir à remplir, pour le médecin, que de modérer, par exemple, cet élan d'un
cœur maternel qui va s'épuiser pour protéger ou secourir

son enfant, ou celui de cette malheureuse fille qu'un travail excessif, destiné à secourir sa mère, va rendre victime de sa piété filiale ? Heureux le médecin qui, dans une telle circonstance, peut aider de sa bourse comme de ses conseils les malades qui deviennent d'autant plus ses amis qu'ils sont plus malheureux ; il se procure de douces émotions, qui le consolent de tous les tourments sans cesse attachés à l'exercice de sa profession.

Si, dès l'origine des sociétés, on a senti le besoin de substituer le droit à la force, les intérêts que la civilisation a fait naître, et qui tendent chaque jour à se multiplier, ont créé des Sciences nouvelles auxquelles on a donné le nom de Sciences politiques, et avec lesquelles la Médecine a de nombreux points de contact.

Non-seulement les institutions politiques influent sur le bonheur des nations ; mais, si l'on considère que les lois qui régissent un pays doivent être l'image des besoins et des mœurs du peuple qui l'habite, on conviendra que le médecin, sans cesse en contact et dans une communicative intimité avec toutes les classes de la société, doit, plus que qui que ce soit, être initié aux secrets instincts des populations, à leurs intérêts, à leurs besoins et à leurs habitudes ; personne, par conséquent, ne devrait être plus capable que lui d'éclairer la discussion d'un grand nombre de ces lois ; et, si les médecins ne sont pas appelés plus souvent à traiter les intérêts généraux de leur patrie, c'est que, d'un côté, ils sont absorbés complétement par les intérêts individuels qui les réclament, et que, d'un autre côté, habitués au langage sévère de la vérité et de la raison, habitués aussi à modérer les passions des autres comme à modérer les leurs, on trouverait rarement, chez eux, ce genre d'éloquence qui donne les succès de tribune; genre d'éloquence qui plaît à la multitude, moins parce qu'il est l'expression de ses véritables besoins, que parce qu'il flatte ses passions.

Les lois ou les règlements d'administration relatifs à l'hygiène publique, ne peuvent être établis sans le secours des lumières de la Médecine; dans une foule de circonstances relatives à la législation ou à l'administration, les médecins sont appelés à donner leur avis. Vous savez aussi qu'il est des lois qu'on ne saurait appliquer sans le concours de la Médecine, et que le glaive de la justice est quelquefois remis entre ses mains. C'est, d'après toutes ces considérations, qu'on a donné le nom de Médecine légale à l'ensemble des connaissances médicales propres à éclairer diverses questions de droit, et à diriger les législateurs dans la composition des lois.

Il est encore une science qui s'infiltre chaque jour dans nos institutions, science qui se rattache à la fois à la Politique, à l'Agriculture, à l'Industrie et au Commerce, et qui doit avoir une si haute influence sur les destinées futures des peuples et sur leur santé, qu'il est impossible que la Médecine y reste étrangère. Cette science, toute nouvelle, et dont le médecin Quesnay parait avoir communiqué les vrais principes à Adam Smith, cette science, dis-je, c'est l'Économie politique. Elle traite de la formation, de la distribution et de la consommation des richesses ; elle s'occupe, par conséquent, des productions naturelles et industrielles, et des échanges que toutes les nations peuvent en faire afin d'en favoriser la consommation.

C'est aussi cette science qui encourage et organise le travail ; qui indique aux gouvernements, comme aux individus, les règles d'une sage économie. Elle favorise, et multiplie les rapports de tous les peuples entre eux ; elle leur crée à tous des jouissances nouvelles, en les faisant participer indistinctement à toutes les richesses du globe. Et, ces jouissances auxquelles tous les peuples s'habituent insensiblement, doivent, selon moi, en rendant ces peuples indispensables les uns aux autres, augmenter leur bien-être, et jeter les fondements de la paix, de la prospérité et de la civilisation universelles. Croyez-le bien, Messieurs, ils raisonneraient mal pour notre époque, ces philosophes sévères qui faisaient consister la vertu à se priver de toute espèce de jouissances. Eh quoi ! quand, à certaines époques de l'année, la nature étale à nos yeux ce luxe que rehausse encore l'éclat de ses éblouissantes lumières ; quand elle nous appelle à ses admirables concerts ; quand, plus tard, elle nous convie au banquet de ses délicieuses et infinies productions, ce serait pour nous défendre d'avoir nos jours de fête et de poësie ?... Ce serait pour nous priver de ses festins, dont elle consent à faire tous les frais, et où tous les membres d'une même famille réunis viennent quelquefois oublier les dissensions que l'intérêt a jetées parmi eux ?... Nous n'imiterions la nature que dans ses jours de deuil ?.... Non, Messieurs, il ne doit pas en être ainsi; nous devons d'abord l'imiter dans l'exemple qu'elle nous donne d'un travail incessant et indispensable à l'existence de tous; mais le bien-être doit devenir le prix ou plutôt la récompense de ce travail; les jouissances que ne réprouve pas la morale et qui ne peuvent pas altérer la santé, sont essentiellement utiles à l'homme, non-seulement parce qu'elles le consolent de quelques-uns des maux de la vie, et qu'elles le rapprochent de ses semblables; mais parce que, pour se les procurer, elles l'obligent à mettre toutes ses facultés intellectuelles en mouvement; et le mouvement, Messieurs, c'est la vie; le travail, c'est la vertu, c'est la santé ; l'oisiveté, c'est la mort, la mort physique et morale, résultat de l'ignorance, de la débauche, du crime, et de tous les maux dont elle est la source.

Après avoir parcouru le domaine des Sciences, je me suis imposé l'obligation de vous entretenir des liens qui rattachent la Médecine aux Lettres; mais ces liens vous sont tellement connus, Messieurs, que je puis me dispenser d'entrer dans de longs développements.

Vous savez tous combien l'étude des Langues, des Langues mortes surtout, est indispensable aux médecins;

vous savez aussi combien la Littérature verse de charmes dans l'esprit de tous les hommes de goût ; le médecin a d'autant plus besoin de mettre ses trésors à profit qu'ayant, comme le dit Fontenelle, plus souvent affaire à l'imagination des malades qu'à leur foie et à leur poitrine, il ne pourrait se rendre maître de cette imagination sans le secours d'une élocution propre à parer et à embellir la raison.

La culture des Lettres, non-seulement développe l'esprit du médecin, mais elle lui donne plus de souplesse ; elle l'habitue à revêtir ses pensées de ces formes délicates qui, en faisant pénétrer la conviction chez ceux qui le consultent, adoucit, pour eux, la sévérité d'une prescription ou le funeste effet d'un pronostic fâcheux.

La Médecine n'est-elle pas chez nous la dernière compagne de l'espérance ? Et, sinon pour jeter quelques fleurs sur le dernier chemin de la vie, du moins pour en détourner les épines ; n'est-ce pas dans les ressources d'un esprit cultivé que le médecin trouvera le dernier remède qu'il puisse offrir à celui qu'il n'a pu ni guérir ni soulager ?.... Mais non, Messieurs, c'est plutôt dans son cœur que dans son esprit qu'il saura trouver des consolations pour ceux que les souffrances ont voués à une fin prochaine.

Toutefois, il ne doit point perdre de vue qu'une élégance trop recherchée dans sa manière de dire, ne ferait qu'affaiblir la puissance de son raisonnement. Aux poëtes, aux orateurs, l'imagination ; le médecin ne doit avoir que la raison pour guide ; à lui seul il n'est pas permis d'avoir des illusions.

Les études historiques conviennent mieux à la gravité de son esprit et à l'importance de sa mission ; elles le mettent en rapport avec tous les hommes et les événements qui l'ont précédé ; elles lui font, jusqu'à un certain point, prévoir l'avenir; elles lui découvrent toutes les erreurs avec lesquelles la vérité a été si souvent confondue, le genre de fanatisme que chacune de ces erreurs a enfanté et les malheurs publics qui en ont été le résultat. C'est aussi dans l'Histoire que le médecin puisera la connaissance des vérités et des erreurs dont les sciences médicales se sont tour à tour enrichies ou dépouillées, et des maladies dont l'ignorance a longtemps favorisé la propagation. Et, pour lui, que les hommes s'égorgent au nom d'une idée pour laquelle ils se passionnent d'autant plus qu'ils la comprennent moins ; ou qu'ils soient décimés par une épidémie dont ils n'ignorent pas moins la cause, c'est toujours la mort qui plane sur l'humanité, et la Médecine doit être, avant tout et partout, l'ennemie la plus implacable de la mort.

Dans l'un et l'autre cas, s'il n'est pas toujours permis au médecin d'agir sur les masses, du moins il conserve toute son action sur les individus qui réclament ses conseils. Ramener ses semblables à la santé en dissipant une erreur ou en combattant une épidémie, c'est toujours faire de la Médecine.

Si, comme vous venez de le voir, l'art de guérir appelle à son aide les Sciences et les Lettres, en retour, il prête, à ceux qui les cultivent, un concours tout particulier; il est, vous le savez, une Hygiène et une Médecine spéciales pour les hommes qui se livrent aux travaux de l'esprit.

Passons à la troisième partie de la tâche que je me suis imposée, et pour arriver plus vite au terme d'une carrière que vous trouvez peut-être déjà trop longue, jetons un coup d'œil rapide sur les rapports de la Médecine avec les Arts.

Ceux-ci peuvent se diviser en trois classes, eu égard au point de vue duquel nous les considérons, ce sont : 1° ceux qui se rattachent directement à la Médecine, 2° ceux qui s'y rattachent indirectement, et 3° ceux qu'elle n'étudie que pour connaître les influences funestes qu'ils peuvent avoir sur la santé de ceux qui les exercent.

Parmi les premiers, se présente d'abord l'Art de préparer et de conserver les médicaments ; c'est le complément de la Médecine proprement dite. Puis certains Arts qui se rattachent aux sciences physiques et qui fournissent, tantôt les moyens de suppléer à la perte totale ou partielle de quelques organes; tantôt ces immenses ressources dont la Chirurgie sait tirer de nos jours de si admirables avantages. Viennent ensuite les Arts qui se rattachent à l'alimentation, et ceux qui ont pour but de préserver l'homme du contact des corps nuisibles. On pourrait encore y ajouter la Gymnastique.

Les Beaux-Arts se rattachent indirectement à la Médecine qui les fait servir à la guérison de certaines maladies. La Musique, par exemple, a presque toujours des charmes pour les malades ; mais il en est sur lesquels son effet est si puissant qu'il suffit à lui seul pour opérer des guérisons.

La Peinture, la Sculpture, l'Art dramatique, certains Arts d'agrément n'ont pas moins d'attraits pour quelques hommes souffrants ; et lorsqu'il faut agir sur l'imagination, le médecin ne saurait se dispenser d'appeler à son secours tous les moyens qui peuvent rendre cette action plus efficace.

Quant aux Arts que la Médecine n'étudie que pour constater leur influence sur la santé de ceux qui les exercent, l'énumération en deviendrait fastidieuse ; vous comprenez qu'ici la Médecine se borne à faire l'application de ce que lui ont enseigné les Sciences naturelles à la conservation des individus.

Mais il est un Art dont je suis entraîné à vous parler plus longuement, parce que la Médecine lui prête d'autant plus de secours, qu'il est, de tous les Arts, le plus destructeur ; je veux parler de l'Art de la guerre ; et comme se présente ici, pour moi, une spécialité, ayez la bonté, Messieurs, de m'accorder encore un instant d'attention ; c'est par là que je vais terminer.

La guerre, en entraînant l'homme loin des climats sous lesquels il a l'habitude de vivre, change toutes les conditions de son existence. La vie des camps ne ressemble plus à celle du foyer domestique ; et, cette vie des camps, la même pour tant d'hommes soumis naguère à des habitudes si diverses, exerce non-seulement des influences générales, mais aussi des influences individuelles dont la Médecine ne doit point négliger l'étude.

Si le sort d'un empire dépend quelquefois du gain d'une bataille, le sort de cette bataille dépend aussi de la santé de l'armée. Malheur au général qui, ne s'occupant que des règles de la stratégie, dédaignerait les préceptes de l'hygiène. Les exhalaisons d'un marais, l'humidité du sol, le manque d'abris, l'absence de ressources alimentaires ou une alimentation de mauvaise nature, les fatigues, les excès, peuvent faire éclater une épidémie au milieu de son armée, et le jour où l'ennemi viendra lui offrir le combat, il peut n'avoir plus à lui opposer que des cadavres ou des mourants.

La nécessité de s'éclairer, dans ces grandes circonstances, des conseils de la Médecine a été tellement sentie que, chez tous les peuples civilisés modernes, un corps de médecins a été organisé et spécialement attaché aux armées.

A l'exception des chefs, dont la sollicitude plane sans cesse sur les besoins de l'armée, les combattants ne sont occupés que de deux choses : de la gloire qui est en avant, et de la patrie qui est derrière. Au milieu, il n'y a que des individualités à l'existence desquelles d'autres hommes sont chargés de pourvoir. C'est ici que les médecins ont d'importants devoirs à remplir, devoirs d'autant plus nobles que l'humanité seule les dicte, que la patrie les ignore souvent, et que la gloire ne les récompense pas toujours.

Pour remplir ces devoirs, il faut non-seulement, au médecin d'armée, la science qui prévient les maladies et le courage du soldat pour aller secourir les blessés sous les boulets et la mitraille ; mais encore ce genre particulier de courage qui fait braver froidement la mort au milieu des épidémies si fréquentes pendant la guerre ; voilà pour les intérêts généraux dont le médecin s'occupe à l'armée.

Mais, pour les soins individuels qu'il doit à chaque militaire malade, l'occasion de les prodiguer se multiplie à chaque instant. Dans quelques circonstances, il n'est pas seulement le médecin qui traite ou qui console, il devient souvent le tuteur, le père de ses malades.

Voyez ce jeune soldat arrivant à l'armée, encore tout baigné des larmes de sa mère, et plein des souvenirs du foyer domestique, où il avait fait tant de rêves de bonheur qui viennent de se dissiper tout à coup ; ce jeune soldat chez lequel l'amour de la gloire n'a pas encore remplacé le souvenir de la famille, voyez-le plongé dans un sombre désespoir, dont il cache la cause même à celui qui veut le consoler ! C'est la Nostalgie, c'est une maladie mortelle qui le menace et qui va infailliblement le ravir à la tendresse de tous les siens, si le médecin ne vient les remplacer auprès de lui, et ne s'empresse de solliciter le renvoi momentané de ce malheureux au milieu de ceux qu'il aime et où il doit trouver , sur le sein de sa mère , le seul remède qui convienne à une telle maladie.

Plus tard, ce jeune soldat rejoindra son drapeau, et il deviendra d'autant plus brave, que plus accessible aux nobles sentiments, il ne saurait rester indifférent à celui de la gloire. Dans cette circonstance , le médecin n'aura pas seulement conservé un fils à sa mère , il aura donné à la patrie un de ses plus braves défenseurs.

Dans les calamités publiques , les médecins sont souvent appelés à rendre de grands services à l'humanité ; il en est de même à l'armée dans les grands dangers. Si le mérite et la philantropie du médecin militaire ont pu franchir l'enceinte d'une ambulance ou le seuil d'un hôpital et se répandre au dehors, si ce médecin , dis-je, a pu acquérir quelque influence sur l'esprit de l'armée , il lui arrivera quelquefois d'opérer des prodiges et de sauver cette armée alors qu'elle se croyait perdue.

Permettez-moi de vous en citer deux exemples, dont l'un flattera d'autant plus votre ancien amour-propre national qu'il se rapporte à l'histoire de la Lorraine :

Au fort de l'hiver de 1552 — 1553, Metz était assiégée par Charles-Quint en personne, à la tête de la plus forte armée régulière qui eût encore été rassemblée en Europe ; une nombreuse artillerie foudroyait la place ; les blessés y mouraient presque tous ; l'effroi gagnait les plus intrépides. Henri II ordonne au maréchal de Saint-André de faire entrer Ambroise Paré dans Metz, par quelque moyen que ce soit. Une somme énorme sert à gagner un capitaine italien qui, à minuit, conduit Ambroise Paré dans la place de Metz.

Le lendemain, ce chirurgien célèbre se trouve sur la brèche, et là, seigneurs, capitaines et soldats, le reconnaissent et le reçoivent avec acclamation : c'était, parmi les chefs, à qui aurait l'honneur de l'embrasser et de dire : (c'est Ambroise Paré qui va parler) *que j'estois le bien venu, adjoutant qu'ils n'avoyoient plus peur de mourir, s'il advenoit qu'ils fussent blessés.* »

L'armée assiégée reprend courage, et, par la valeur héroïque qu'elle déploie, force Charles - Quint à lever honteusement le siége, et la France est sauvée!

Le second exemple, tiré de notre histoire contemporaine, n'est pas moins digne d'être cité ; cette fois, le héros unique, c'est le médecin. La peste décimait cette vaillante armée d'Égypte, commandée par le général Bonaparte ; l'idée de la contagion démoralisait les soldats. Desgenettes, dont ils connaissaient la sollicitude et le mérite, s'avance au milieu d'eux, et pour leur prouver que la peste n'est pas contagieuse, il plonge sa lancette dans le bubon d'un pestiféré, et s'inocule cette affreuse maladie en présence de l'armée. Ce trait, d'un dévouement et d'un courage inouïs, qui sauva tant de braves, a été immortalisé par l'histoire et par la peinture ; le souvenir en doit rester éternellement gravé dans le cœur des médecins, comme dans celui des guerriers.

Je viens de parcourir un champ bien vaste, Messieurs, et je crains d'avoir abusé de votre patience, tout en ne faisant qu'effleurer chacune des parties de mon sujet. Vous venez de voir combien la Médecine a de rapports avec toutes les branches des connaissances humaines. Toutes ces connaissances, il est vrai, ne sont pas au même degré, nécessaires au médecin; s'il en est quelques-unes qui lui soient indispensables, il en est d'autres dont il lui suffit d'avoir des notions; il doit même se garder, par une érudition trop vaste, de surcharger sa mémoire aux dépens de son jugement. Mais quel que soit le degré d'instruction de celui qui exerce l'art de guérir, il lui reste toujours quelque chose à apprendre. Que peut-il donc arriver de plus heureux au médecin qui désire véritablement s'instruire, que de pouvoir recueillir, pour ainsi dire sans efforts, des connaissances nouvelles, dans ses entretiens scientifiques avec des collègues dont quelques-uns sont devenus ses amis ? Et si , comme je viens d'essayer de le démontrer, la Médecine emprunte tant de secours aux Sciences , aux Lettres et aux Arts ; n'est-ce pas, avec juste raison, que je me félicitais tout à l'heure d'avoir été admis à partager vos travaux ? Ne vois-je pas parmi vous des naturalistes, des physiciens, des chimistes, des poëtes, des historiens, des artistes ? Et, dans ma spécialité, n'ai-je pas été précédé dans cette Académie par des collègues dont la haute renom-

mée est le fruit d'un grand talent et d'une longue expé-
rience?... Oui, Messieurs, on doit toujours se féliciter
d'avoir devant soi de bons modèles à suivre et de bons
préceptes à observer.

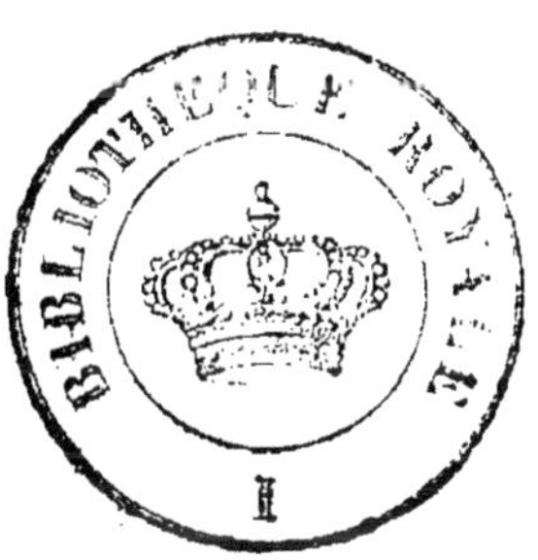

NANCY, IMPRIMERIE DE RAYBOIS ET Cⁱᵒ.